A M.ᴿ H.-C. GUILHE,

Professeur de Théorie commerciale, Instituteur en chef de l'Ecole royale des Sourds - Muets de Bordeaux, membre de l'Académie royale des sciences, belles-lettres et arts, de la même ville, etc. etc.

———

C'est à l'ami sincère de M.ʳ DE GRASSI, au philosophe, juste appréciateur des choses utiles à l'humanité, que je dédie cet ouvrage d'un Médecin savant et sensible, qui m'honorait de son amitié.

J.-B. DE SAINCRIC, D.-M. M.

AVERTISSEMENT.

*L*ORSQU'EN 1804, *M.* DE GRASSI *publia ce* Manuel des Vaccinateurs, *il était nécessaire de répandre des notions simples et claires sur une découverte précieuse par son importance et ses résultats immédiats. Depuis cette époque, et pendant quelques années, le public a suivi la première impulsion, donnée fortement, et l'on a vu la vaccination généralement pratiquée parmi nous. Aujourd'hui c'est tout autre chose : l'inertie a remplacé le mouvement; la voix du préjugé a prévalu sur celle de l'expérience et de la raison ; on a voulu proscrire la Vaccine, et la petite-vérole a exercé bientôt des ravages déplorables. Il est donc bien utile de repro-duire cette* Notice sur la Vaccine, *afin de dissiper tous les doutes qu'on aurait pu concevoir relativement à l'innocuité, ainsi qu'à la préservation de cette méthode salutaire, et pour faire cesser la froideur et l'indifférence des pères de famille à l'égard de l'ino-culation* Jénérienne.

Ce Manuel, rédigé par un Médecin distingué autant par ses connaissances variées que par son ardent amour pour l'humanité, m'a paru pouvoir atteindre ce but important.

Je le publie tel que l'auteur l'a composé, en y ajoutant un petit nombre de notes.

La notice biographique sur M. DE GRASSI, *qui précède le* Manuel des Vaccinateurs, *a été lue par moi dans une séance publique de* l'Ecole royale de Médecine de Bordeaux. Je lui ai conservé la forme oratoire que je lui avais primitivement donnée, parce que l'on a trouvé cette manière de raconter la vie d'un ami, plus animée et plus intéressante que le mode froidement méthodique ordinairement employé dans ce genre de composition littéraire.

Il me reste, en terminant cet avertissement, à rendre hommage aux louables efforts de M. le Comte de Tournon, *Préfet de la Gironde*, et de M. le Vicomte de Gourgue, *Maire de Bordeaux*, pour la propagation de la Vaccine. Je dois signaler aussi le zèle qui anime M. le docteur Lamothe, oncle, *Médecin-vaccinateur du Gouvernement*, les Membres de la Société royale de Médecine de Bordeaux, et les praticiens de cette ville et du département, pour répandre le bienfait de cette inoculation préservative. Ce n'est donc point la faute des administrateurs ni des hommes de l'art, si la Vaccine est stationnaire ; c'est au public qu'il faut s'en prendre, aussi n'est-ce qu'à lui que s'adresse cet écrit d'un Médecin qu'il estimait.

NOTICE BIOGRAPHIQUE

SUR

M. DE GRASSI, MÉDECIN A BORDEAUX,

Lue dans la séance publique de l'Ecole royale de Médecine, le 6 Septembre 1817.

MESSIEURS,

Une pensée consolante vient soutenir le médecin dans ses travaux pénibles et douloureux. S'il consacra sa jeunesse à l'étude et à la contemplation des infirmités humaines ; si son adolescence fut absorbée par le travail et les méditations ; si, dans l'âge de la force et de la raison, il n'employa sa vigueur physique et ses facultés intellectuelles qu'au soulagement des maux de ses semblables ; si sa vie entière fut consumée dans des occupations sérieuses et utiles à l'humanité, il voit arriver sans effroi le terme de son existence. Il a fait du bien sur la terre, il vivra dans la mémoire des hommes ; son nom sera toujours honorablement cité, on rappellera ses actions louables, il ne mourra pas tout entier, et les générations futures connaîtront le jugement de ses contemporains. Voilà ce que se dit le praticien habile qui trouve, dans l'art de guérir, ses jouissances et ses délassemens ; voilà ce que se disait sans doute l'homme estimable pour lequel je trace cette *notice biographique!* Et cependant, MESSIEURS, ces présages ne se sont point réalisés ! Ces vœux de son cœur sensible n'ont point été tous exaucés ! Une tombe froide le recèle ; il est mort ! et il semble que sa mémoire soit descendue avec lui dans cette demeure funèbre ; on paraît avoir oublié ses vertus, ses talens, son habileté précieuse, ou du moins le souvenir en est faible, confus et presque effacé.

Je voudrais raviver ces traces fugitives, en remettant sous vos yeux le portrait de M. DE GRASSI ; je voudrais que, dans cette solennité, on se rappelât cet homme recommandable qui nous aimait d'une amitié si tendre, qui applaudissait, avec tant de candeur, à nos travaux, et qui assistait, avec tant de plaisir, à ces réunions publiques où la jeunesse studieuse reçoit le prix dû à ses efforts et à ses progrès !.....

Je passerai rapidement sur les premières années de la vie de M. DE GRASSI. Né à Dresde, d'une famille attachée à la Princesse de Saxe qui épousa le fils de LOUIS XV, il vint en France avec ses parens ; des événemens malheureux les entraînèrent à Bordeaux (1). Il y étudia les

---

(1) M. Candide-Frédéric-Antoine DE GRASSI était né à Dresde, capitale de la Saxe, en 1753.

Son père, médecin du Roi de Pologne, était un gentilhomme originaire d'Italie, qui jouissait à Dresde d'une grande considération. Sa mère était fille de Madame de Fremines, première dame d'honneur de la Princesse Josephe de Saxe, qui épousa le Dauphin, fils de Louis XV. Cette auguste Princesse et l'Electeur de Saxe tinrent sur les fonts le jeune DE GRASSI : ses parens le destinaient à la carrière militaire ; et dans une miniature, où il est peint à l'âge de sept ans, on le voit vêtu d'un uniforme d'officier de cavalerie.

Lorsque Frédéric-le-Grand vint bombarder et incendier la ville de Dresde, le père de M. de Grassi perdit toutes ses propriétés, et s'empressa de chercher un asile en France auprès de la Dauphine, mère de

belles-lettres et la Médecine, y pratiqua l'art de guérir sous les auspices de son père, y fut reçu Docteur en Médecine, et aggrégé au Collége des médecins. Il était fort jeune à cette époque, et cependant il commença, dès-lors, à se distinguer dans la carrière difficile où il portait ses premiers pas. La guérison inespérée d'une dame jeune, riche, et d'un nom très-connu (2), servit de base à sa réputation, qui dès ce moment même alla toujours en augmentant. Une aisance honnête fut bientôt le fruit de ses succès et de son économie. M. DE GRASSI, qui avait perdu son père, habitait une maison simple, ornée d'un jardin ; c'est là qu'il passait, dans une vie solitaire, les loisirs bien courts que lui laissait l'exercice de sa noble profession. Il embellissait sa demeure ; il y plantait des arbustes et des arbres exotiques enlevés au sol du continent américain ; il soignait avec délices la culture de ces végétaux étrangers ; il se plaisait sous leur feuillage. Il ne prévoyait pas qu'un orage, grondant dans le lointain, allait le forcer, avant peu, d'aller chercher un asile dans les lieux d'où ces arbres chéris tiraient leur origine ; cet avenir imprévu arriva cependant : il fallait fuir une terre souillée du sang des Français vertueux. M. DE GRASSI rompit avec fermeté, mais non sans de vifs regrets, les liens qui le retenaient à

Louis XVI, de S. M. Louis XVIII et de MONSIEUR : la mort prématurée de cette excellente Princesse décida M. de Grassi père à se rendre à Bordeaux avec sa famille.

(2) Cette dame était Madame de Villebois : tous les médecins l'avaient condamnée à mourir. M. de Grassi, par un mode de traitement simple et ingénieux, la rendit à la tendresse de ses parens et de ses amis éplorés.

Bordeaux ; il quitta cette patrie adoptive où il était généralement aimé, où la vie lui avait été jusqu'alors et si douce et si chère ; il s'éloigna de ces bords funestes, et trouva le repos dans cette contrée fameuse, où la liberté, l'indépendance régnaient sans l'odieux cortége de la licence et de la terreur.

L'aspect d'un peuple industrieux et penseur, de cités nouvelles, de campagnes fécondes parées d'une végétation riche et vigoureuse, attacha fortement M. DE GRASSI à l'asile qu'il venait de choisir ; il trouva, dans la ville de *Philadelphie*, des Français estimables fuyant comme lui leur patrie ravagée par des hordes barbares ; il y forma des liaisons aimables, y fut apprécié, et reçut fréquemment des témoignages de la haute confiance que ses talens inspiraient (3).

Au sein de cette société choisie, M. DE GRASSI vivait heureux : citoyen d'un état paisible, il aurait fini ses jours loin de nous, s'il avait pu bannir de sa mémoire cette *belle France*, dont le souvenir délicieux se représentait sans cesse à son esprit telle qu'elle était avant que le torrent révolutionnaire ne fût venu la dévaster.

Enfin, le calme succédant aux orages politiques, la

---

(3) Pendant son séjour aux Etats-Unis, M. de Grassi eut des occasions fréquentes de prouver sa pénétration et son habileté dans le traitement des maladies. Parmi les observations qu'il avait recueillies en Amérique, il en est une dans laquelle on voit de fameux médecins soumettre à un traitement long et varié une jeune dame qu'ils déclaraient hydropique, et que M. de Grassi guérit en l'accouchant d'un fœtus vivant ; et cette autre bien plus rare, dans laquelle une demoiselle plongée dans un état nerveux, avec suspension de l'ouïe et de la parole, répondait par signes aux questions qui lui étaient faites à l'aide d'un cylindre creux appuyé sur l'épigastre.

France devint encore la patrie de l'honneur, des vertus, des sciences et des arts. M. DE GRASSI ne put, alors, résister à ses désirs, aux vœux de tous ceux qui le regrettaient à Bordeaux; il franchit de nouveau l'espace immense qui l'avait long-temps séparé de nous, et revint dans cette ville reprendre le rang distingué qu'il avait occupé naguères parmi les habiles médecins de cette époque.

Depuis ce retour jusqu'à la fin de sa vie, M. DE GRASSI fut comblé des faveurs de la fortune.

Savant médecin, doué d'un tact médical excellent, homme aimable et parlant avec aisance, il connut les douceurs d'être estimé, de posséder la confiance publique; et il put se rendre le témoignage qu'il la méritait.

S'étant occupé sans cesse d'agrandir la sphère de ses connaissances, il avait médité sur une foule d'objets étrangers à la Médecine, mais ayant pour but l'amélioration des sociétés; aussi fut-il honoré de plusieurs fonctions publiques, dans l'exercice desquelles il fit toujours preuve de savoir, de sagacité et de zèle patriotique.

Médecin des épidémies, administrateur de l'Institut des sourds-muets et des hospices civils, membre du Conseil général du département, président de la Société de Médecine, de l'Académie des sciences et du Comité central de vaccine, il eut la gloire d'émettre des vues utiles, de donner naissance à des projets dont l'exécution prouva la solidité de son jugement et la sagesse de ses conceptions.

La vaccine, immortelle découverte de Jenner, venait de paraître en France. M. DE GRASSI accueillit avec enthousiasme ce préservatif d'une maladie meurtrière, et en fut toujours le zélé propagateur ; il publia même, sur cette méthode intéressante , un Manuel simple , précis et clair, dans lequel il mit les notions de vaccine à la portée des esprits les moins éclairés : opuscule sans prétention, mais dont l'utilité fut sentie par l'autorité supérieure, qui le fit répandre dans toutes les communes de ce département.

La cathédrale de Saint-André était surmontée de deux flèches d'une architecture élégante et hardie ; l'une d'elles, à demi renversée par des ouragans , offrait un aspect assez désagréable. On proposait de la démolir entièrement, pour éviter des travaux immenses et des dépenses considérables qu'eussent nécessité ses restaurations. M. DE GRASSI combattit ces projets destructeurs ; il fit voir l'importance de la conservation de ces flèches ; et c'est en partie à ses instances et à ses conseils que nous devons l'uniformité qui , grâce aux talens ingénieux de M. COMBES, règne aujourd'hui dans ces aiguilles gothiques dont le voyageur encore éloigné de nos murs aperçoit les cimes élancées.

Les prisons de Bordeaux , établies dans le château du *Hâ*, offraient des vices notables dans tout ce qui a trait à la salubrité ; un grand jardin y était réservé pour le concierge ; des cours étroites servaient de promenade aux prisonniers. M. DE GRASSI détermina le Conseil général à voter des travaux d'amélioration dans ces tristes lieux. Le jardin fut converti en un vaste préau planté d'arbres ; une infirmerie commode fut édifiée, et diverses causes d'insalubrité furent corrigées.

L'établissement d'une pépinière départementale, l'embellissement de l'Hospice de bienfaisance et de l'Insti-

tution des sourds-muets, le choix d'un emplacement
pour l'Hôpital général, des projets relatifs aux sources
d'eau potable qui pourraient être conduites à Bordeaux,
des vues particulières sur le desséchement des marais de
la Chartreuse, des rapports sur plusieurs objets de salubrité publique, sur des épidémies et des endémies, sur
la répression du charlatanisme; tels sont, en abrégé,
les actions louables et philantropiques que je me plais
à signaler à la reconnaissance des Bordelais contemporains : en jouissant de ces bienfaits, n'oublions pas, et
que la postérité sache, que nous les devons à M. DE
GRASSI (4).

Cet homme de bien coulait ainsi des jours consacrés à
l'étude, au travail, à la conservation de ses semblables,
lorsqu'une maladie douloureuse, dont la terminaison
funeste n'échappa point à sa pénétration, vint l'arrêter
dans cette carrière honorable; en philosophe ferme et
courageux, M. DE GRASSI supporta, sans en être accablé,

---

(4) On l'a dit souvent, et avec raison, il est difficile d'écrire quand la
pratique médicale occupe presque tous les instans de la vie. M. DE GRASSI était
dans cette position flatteuse pour son amour propre, très-lucrative, mais
nuisible à sa gloire future. Il voulait chaque jour rédiger un *Traité de
matière médicale*, une *Nouvelle doctrine des fièvres essentielles*, une *To-
pographie médicale de Bordeaux*; et chaque jour de nouveaux malades
le forçaient de différer la composition de ces ouvrages pour laquelle il
avait réuni et classé des matériaux précieux. M. DE GRASSI ne sera donc
pas cité parmi les Médecins qui ont enrichi la science de productions im-
portantes; il n'a publié qu'une brochure peu volumineuse, mais cet opuscule est bien fait, et il a été tracé rapidement par un homme qui a guéri
beaucoup de malades, qui a reçu les bénédictions d'un grand nombre de
familles, qui a soulagé bien des malheureux; et cette gloire, obtenue
par des bienfaits, peut bien valoir la *fumée littéraire* dont on est si jaloux....

lè développement cruel de l'affection organique qui menaçait sa vie.

Faible et souffrant, il continuait le cours de ses visites médicales. Vers le milieu du mois de Mars 1815, il voulut assister à la réception de la Duchesse d'Angou- lême, qui venait visiter l'Institution des sourds-muets; cette démarche, qui plaisait à son cœur, lui devint fatale. La fatigue qu'il essuya parut aggraver sa maladie ; bientôt après, frappé d'une paralysie partielle, succom- bant sous le poids de ses anxiétés, de ses douleurs, et d'un mal incurable, il mourut le 20 Avril 1815, à l'âge de 63 ans, laissant de nombreux amis inconsolables de sa fin prématurée (5).

L'amitié, la reconnaissance ont fait élever à M. DE GRASSI un tombeau d'un style noble et sévère, sur lequel on lit cette épitaphe :

ICI REPOSE

Candide-Frédéric-Antoine de Grassi,

Docteur en Médecine,

Mort a l'age de LXIII ans, le XX Avril M. DCCCXV.

Supérieur dans son art,
Honoré parmi les savans,
Distingué parmi ses concitoyens,
Et connu de tous les malheureux,
Il fut digne d'une plus longue vie.

L'amitié inconsolable et reconnaissante
Lui consacre ce monument.

---

(5) Les funérailles de M. DE GRASSI furent suivies d'une foule de fonc- tionnaires publics, de médecins, de savans, et de citoyens de toutes les classes.

On regrète de ne pas trouver sur l'une des faces de ce mausolée l'épitaphe latine qui fut composée dans le temps par M. Guilhe, et qui mérite d'être conservée ; la voici :

HIC JACET

CANDIDUS-FREDERICUS-ANTONIUS DE GRASSI,

ORIGINE GERMANUS, ELECTIONE BURDIGALUS,

QUEM NATURA MEDICUM FECERAT, DOCTRINA PERFECERAT,

EXPERIENTIA CONFIRMARAT ;

GRAVIS ET FACETUS ; BONUS BONIS, OMNIBUS COMIS,

MALIS TAMEN ASPER, MORUM INCOLUMITATEM TEMPERAVIT INDULGENTIA.

DEFUNCTUM DESIDERANT CIVES, LUGENT ARTES, LACRYMANTUR PAUPERES.

CUJUS MANIBUS GRATUM SIT HOC PIETATIS, OBSEQUII,

NEC NON INTEMERATÆ AMICITIÆ

MONUMENTUM.

Tel fut, Messieurs, le médecin estimable dont j'ai voulu vous rappeler le souvenir.

Toujours honnête, délicat et sensible, accueillant le malheur, sachant y compatir et le soulager ; doux, aimable avec ses malades, prévenant et affectueux avec ses confrères ; marchant d'un pas assuré dans la carrière, sans jamais chercher à nuire à ceux qui la parcouraient avec lui ; ayant fait du bien à beaucoup de monde, et trouvant quelquefois, en échange, la froideur et l'ingratitude ; doué d'un esprit supérieur, de talens distingués, d'un caractère plein de noblesse, et faisant le plus bel usage de ces dons heureux..... A ces traits reconnaîtrez-vous M. DE GRASSI ? mes paroles pourraient-elles vous rendre avec fidélité ce mélange de qualités rares que possédait si éminemment cet habile médecin ? Non, Messieurs ; c'est dans vos cœurs que vous trouverez l'image de M. DE GRASSI, et j'aime à penser qu'elle y sera toujours empreinte.

En rappelant à la mémoire des hommes les talens, les vertus, les actions honorables de M. DE GRASSI, j'aurai payé ma dette à ses mânes, j'aurai reconnu ses bienfaits ; mais cet hommage, rendu par ma faible voix au mérite de ce grand médecin, tirera, de l'auguste auditoire devant lequel il est prononcé, un éclat plus vif et plus flatteur.

Et vous, jeunesse aimable et laborieuse, vous qui palpitez d'allégresse à l'aspect de ces couronnes qui vous sont destinées (6), vous êtes à l'entrée d'une carrière honorable, mais difficile ; mesurez-en l'étendue et les écueils ; et, dans le dessein de la parcourir avec succès, prenez pour modèle M. DE GRASSI. Comme lui, chérissez vos devoirs, ornez votre esprit, observez la nature ; comme lui, fuyez les amorces du plaisir et de l'oisiveté : n'ayez qu'un but, qu'un seul désir, celui d'accroître vos lumières ; comme lui, soyez probes, vertueux, désintéressés, et vous serez honorés dans le monde ; et, plus heureux que lui, peut-être, vos concitoyens verront en vous l'un des bienfaiteurs de la patrie !

---

(6) La séance publique dans laquelle cette Notice biographique fut lue allait être suivie d'une distribution de prix aux Elèves de l'Ecole royale de Médecine.

MANUEL

DES VACCINATEURS,

OU

NOTICE SUR LA VACCINE.

———————

On avait observé depuis un temps immémorial, que les vaches de la contrée de Gloucester, en Angleterre, étaient, pendant le printemps, sujettes à des pustules du genre des inflammatoires.

On savait aussi dans le pays, que ces pustules formées sur le pis des vaches pouvaient, dans quelques circonstances, s'inoculer aux personnes chargées de les traire, quand il se rencontrait sur leurs mains des égratignures, des coupures ou des écorchures, et que ces individus n'avaient pas encore été affectés de la petite vérole.

Une expérience constante, appuyée d'une ancienne tradition, avait appris à plusieurs habitans de ce comté, que ceux d'entr'eux qui avaient une fois contracté cette maladie des vaches, nommée *Cow-pox* par les Anglais, étaient pour leur vie préservés de la petite vérole.

Vers la fin du dix-huitième siècle, un de ces hommes de génie qu'on peut, à juste titre, appeler bienfaiteurs du genre humain, s'empara de ces précieuses notions, tenta le premier d'inoculer à volonté le *Cow-pox* aux

2

hommes, médita et multiplia dans le silence ses heureux essais, osa concevoir et exécuter le grand et utile projet d'arrêter la petite vérole dans sa course meurtrière ; il publia, en 1798, ses recherches sur les causes et sur les effets de la petite vérole des vaches.

Cet homme célèbre, qu'on ne citera jamais qu'avec vénération, est le docteur *Edouard Jenner,* médecin à Berkley, en Angleterre.

La publication de cette découverte salutaire, qui fait époque dans les fastes de la Médecine, a fixé l'attention des hommes de l'art, des amis de l'humanité, et même des principaux gouvernemens de l'Europe.

Depuis lors, les essais ont été multipliés, variés et répétés de toutes parts, et partout la Vaccine a constamment présenté les mêmes avantages, *innocuité* et *préservation* (1).

Des résultats d'une aussi grande importance ont fixé pour toujours la confiance qu'on doit à la Vaccine ; et en moins de six années l'on a vu son domaine s'étendre aux quatre parties du globe, où la vaccination a été accueillie avec un égal enthousiasme. Faire disparaître la petite vérole promptement, et presqu'à la fois, est une conception digne d'un ministre philantrope ; la poursuivre jusque dans ses derniers retranchemens, en réunissant les hommes de l'art à l'autorité pour en former

---

(1) En 1800, M. le docteur Ranque, médecin à Orléans, pratiqua le premier la vaccination à Bordeaux. MM. de Grassi et Guérin père s'empressèrent aussitôt de propager cette précieuse inoculation : tous les médecins et chirurgiens de cette ville n'ont pas cessé, depuis cette époque, de vacciner avec un zèle et un désintéressement dignes d'éloges.

contr'elle une ligue formidable, c'est pour réussir un moyen infaillible.

Pour seconder ces vues bienfaisantes, la Société départementale de Vaccine a chargé le Président de son Comité de rédiger cette notice, et de la répandre surtout dans les plus petites communes, afin de généraliser parmi les habitans de la Gironde l'heureuse pratique de la vaccination. Après ce précis historique, l'on trouvera dans les sections suivantes ce qu'il est utile de connaître concernant l'emploi de la Vaccine.

SECTION PREMIÈRE.

De la Vaccine.

Le nom français *Vaccine*, donné au Cow-pox, désigne une affection légère, qui mérite à peine le nom de maladie; elle consiste dans l'éruption d'un ou de plusieurs boutons déprimés dans leur centre, terminés par un bourrelet circulaire, et le plus souvent entourés d'une zone inflammatoire.

On distingue la Vaccine en *vraie* et en *fausse*. La vraie Vaccine est celle qui préserve de la petite vérole; celle qui n'en préserve pas se nomme fausse Vaccine.

Pour les bien discerner, il faut les comparer dans leur marche, leur forme et leurs résultats, suivant leurs époques successives; ces époques sont au nombre de quatre : 1.º l'insertion, 2.º le développement, 3.º la maturité, 4.º l'exsiccation.

TABLEAU DE LA VRAIE VACCINE.

RÉGULIÈRE.

PREMIÈRE ÉPOQUE.

Immédiatement après l'insertion, l'on observe ordinairement, selon le plus ou moins d'énergie vitale de la peau, que les piqûres rougissent en manière de morsure de punaise, et qu'elles offrent ensuite sous le tact une petite éminence miliaire. Après quelques heures, ces premiers symptômes d'irritation se dissipent, et tout reste en apparence dans un état passif.

DEUXIÈME ÉPOQUE.

Au quatrième ou cinquième jour de la vaccination, les piqûres semblent s'animer; elles se prononcent comme un petit tubercule, rougissent ensuite, et se convertissent, vers le sixième ou septième jour, en boutons fermes, applatis et ombiliqués.

Un malaise, suivi d'un petit accès de fièvre vaccinique, se manifeste souvent du sept au onze: les boutons prennent un développement complet, présentent un bourrelet circulaire, blanchâtre, plat et incliné

IRRÉGULIÈRE.

PREMIÈRE ÉPOQUE.

La Vaccine irrégulière, quoique bonne, est celle qui s'écarte, en quelque point, de la marche tracée dans l'autre colonne. L'insertion n'est pas suivie de ces premiers symptômes d'irritation chez les sujets peu excitables.

DEUXIÈME ÉPOQUE.

La Vaccine est quelquefois précoce; son développement s'annonce vers la fin du troisième jour: d'autres fois tardive, on l'a vue rester inerte jusqu'au dix-septième jour de la vaccination. Pendant les premiers temps du développement, il arrive parfois qu'une légère fièvre d'irritation se manifeste. Les boutons sont au-dessus ou au-dessous de la grandeur ordinaire, dont le diamètre est d'environ 7 millimètres ou trois lignes; leurs progrès sont ou plus lents ou plus rapides; leur

de la circonférence au centre; ce bourrelet, dont la paroi perlée est assez dense et la superficie raboteuse, renferme dans diverses cellules une humeur transparente et visqueuse. Le pourtour des boutons s'enflamme dans le même temps; la phlogose rosacée s'étend et forme un disque érysipélateux, avec empâtement du tissu subjacent de la peau : le prurit local augmente au point de devenir fatigant.

bourrelet est ovale, échancré ou inégalement annullaire; il présente une teinte jaunâtre, bleuâtre, quelquefois violette : il est comme boselé.

Il n'existe que peu ou point de disque rosacé; d'autres fois l'aréole, tranchée de plusieurs nuances, est comme marbrée, ou bien elle devient rouge cramoisi; au lieu d'être circulaire, elle s'étend inégalement ou se convertit en un érysipèle qui occupe plus ou moins la superficie des bras ou des jambes. Les glandes axillaires et inguinales correspondantes à certains boutons, s'engorgent et deviennent douloureuses. On a vu encore, quoique rarement, cet engorgement s'étendre assez profondément à tout le trajet des vaisseaux lymphatiques, intermédiaires entre ces glandes et les boutons vaccins, et former comme une corde longitudinale, remarquable même à l'extérieur chez quelques sujets par une bande légèrement érysipélateuse.

La fièvre secondaire ou de Vaccine, quand elle a lieu, loin d'être, comme à l'ordinaire, modérée et passagère, se montre en manière de continue exacerbante, fournit d'abondantes sueurs, et persiste deux ou trois jours. Ces derniers accidens, loin de devenir alarmans, s'apaisent successivement, après deux ou trois fois vingt-quatre heures, par le repos, le régime et les boissons tempérantes.

TROISIÈME ÉPOQUE.

Le bouton est mûr vers le dixième ou onzième jour; il persiste dans ce même état à peu près vingt-quatre heures, après lesquelles le bourrelet change de couleur, et jaunit; la matière qu'il contient s'altère, devient louche, et commence à perdre de son activité. Alors l'aréole phlegmoneuse est parvenue à son maximum d'intensité; elle est bombée, et sa superficie la plus voisine du bouton est grenelée en manière de peau de *chagrin*.

QUATRIÈME ÉPOQUE.

Après cette courte durée de maturité, le desséchement du bouton s'opère par gradation, du centre à la circonférence. La croûte qui en résulte, brune d'abord, noircit et durcit en séchant, conserve sa forme ombiliquée, et reste luisante; elle se détache ensuite de la circonférence au centre, et tombe du vingt-cinquième au trentième jour, long-temps après que l'aréole rouge est dissipée. A cette première croûte, il en succède souvent une seconde et une troisième, après lesquelles la peau présente une légère excavation rouge, parsemée de plusieurs petits *pores*, qui persistent lors même que la cicatrice a blanchi avec le temps.

TROISIÈME ÉPOQUE.

Il se présente sur le même sujet des boutons presque mûrs, tandis que les autres sont à peine prononcés. Le bourrelet est renflé et convexe; si on le perce, il se vide à la fois, et fournit une humeur abondante, mais aqueuse.

QUATRIÈME ÉPOQUE.

Les boutons se dessèchent très-rapidement, et la croûte est tombée le dix-huitième ou vingtième jour; ou cette exsiccation dure au-delà d'un mois, et la chute de la croûte n'a lieu qu'après le trente-cinquième jour. Les croûtes sont aussi de consistance et de forme différentes; souvent il y a un suintement qui les entretient molles, et prolonge leur durée. L'enfant, en se grattant, déchire quelquefois le bouton vaccin peu après la maturité, et y ranime pour quelque temps le travail organique, de manière à développer de nouveau un virus vaccin bon à communiquer; chez certains enfans dont les humeurs sont acres, les boutons vaccins se convertissent en un ulcère profond qui suppure plusieurs semaines, et exige un traitement méthodique.

SECTION DEUXIÈME.

De la fausse Vaccine.

On n'obtient pas toujours les mêmes résultats des piqûres vaccinatoires : les unes sèchent sans donner aucun signe d'activité ; les autres se convertissent en boutons vaccins, et d'autres fournissent des pustules absolument différentes de la Vaccine. Ces dernières pustules, nommées vaccine *bâtarde* ou *avortée,* sont plus généralement connues sous le nom de *fausse Vaccine :* dénomination qu'on ne doit pas étendre aux éruptions générales ou particulières qui peuvent survenir ailleurs qu'aux piqûres, pendant ou après le cours de la Vaccine.

La distinction de la Vaccine en *vraie* et en *fausse,* fondée sur les plus exactes observations, est consacrée par l'expérience, puisque la première préserve infailliblement de la petite vérole, et que la seconde n'en met pas à l'abri. Il est donc essentiel, sous tous les rapports, de bien apprendre à les discerner, afin de ne pas confondre ceux qui sont dans le cas d'être revaccinés avec ceux qui n'en ont pas besoin ; le moyen de les bien juger est encore de les comparer ensemble, puisque, par ce rapprochement, l'on peut mieux apercevoir les différences qui les distinguent.

Caractères de la fausse Vaccine.

Dans les premières ou secondes vingt-quatre heures

de la vaccination, il s'établit un travail local, et les piqûres rougissent.

Avec l'inflammation plus ou moins étendue, mais irrégulière et superficielle, il se développe *en pointe* une pustule de forme et de grandeur variées, dont le sommet blanchit ou jaunit dès les premiers jours. Ces pustules, qui ont bien moins de consistance que les boutons vaccins, sont accompagnées de prurit excessif, crèvent ordinairement du troisième au cinquième jour, et laissent échapper une matière puriforme, blanchâtre ou jaunâtre. Les croûtes qui se forment sont jaunâtres, raboteuses, sèches ou molles, selon la durée et l'abondance de la suppuration; mais jamais elles ne présentent la forme ombilicale, et leur desséchement s'opère de la circonférence au centre.

Le cours de la fausse Vaccine est extrêmement irrégulier, selon les circonstances, soit locales, soit individuelles : chez les uns, elle parcourt tous ses temps dans la première semaine, et de la manière la plus bénigne; chez les autres, les accidens locaux sont plus marquans et persistent au-delà même de la deuxième semaine; l'on remarque chez plusieurs les symptômes généraux, tels que le malaise, les courbatures, les douleurs de tête, les maux d'estomac avec dégoût et vomissemens, enfin des fièvres plus ou moins tardives, ou plus ou moins vives. Après la chute des croûtes, l'on n'aperçoit pas dans l'étendue des cicatrices les pores si remarquables dans la vraie Vaccine.

Il n'est pas rare de rencontrer dans le même individu la vraie et la fausse Vaccine, de les voir même se développer l'une près de l'autre sur le même membre; dans

ce cas néanmoins, en quel nombre que soient les pustules de fausse Vaccine, pourvu qu'il existe un seul
bouton de vraie Vaccine, le sujet est également préservé
de la petite vérole.

Les diverses causes de la fausse Vaccine peuvent
toutes se réduire aux chefs suivans : 1.° au vaccin, 2.° à
la vaccination, 3.° aux dispositions individuelles.

Le bon vaccin étant le seul virus capable de communiquer la vraie Vaccine, il reste démontré que chaque
fois qu'on employera un vaccin trop vieux ou dégénéré,
ou toute autre humeur fournie par des pustules étrangères à la Vaccine, les piqûres s'effaceront sans travail
local, ou ne produiront que la fausse Vaccine.

Pour réussir dans la vaccination, il ne suffit pas de
choisir un bon vaccin, il est encore indispensable d'en
introduire avec l'instrument quelques portions sous
l'épiderme ; mais on n'y déposera rien, si le vaccin a le
temps de sécher sur la pointe de l'instrument, ou si l'on
ne fait pas les piqûres assez profondes. Les fait-on trop
pénétrantes, il en résultera de fausses vaccines, parce
que le travail local précoce et inflammatoire, déterminé
par l'irritation des piqûres, précédera, préviendra et
anéantira l'action spéciale du virus vaccin qui devait
avoir lieu.

On peut encore n'avoir pas de succès en opérant,
même très-méthodiquement, avec un vaccin de bonne
qualité, si l'on rencontre dans l'individu des dispositions générales, locales, habituelles ou temporaires,
telles que, la peau piquée restant insensible à l'action
spéciale et contagieuse du vaccin, les piqûres se dessèchent sans activité : ou bien que la peau très-éner-

gique et trop excitable, développant promptement un mode d'inflammation qui dégénère rapidement en purulence, ne produise que de fausses Vaccines.

SECTION TROISIÈME.

Du Vaccin.

L'humeur particulière contenue dans les cellules du bourrelet se nomme *Vaccin*; elle possède seule, quand elle est convenablement élaborée, la faculté de propager la Vaccine.

On reconnaît un bon vaccin à sa limpidité et à sa viscosité; il est d'autant meilleur qu'il est plus visqueux, et qu'en séchant il se rapproche davantage des apparences d'un vernis luisant et presqu'argenté.

Les qualités contraires indiquent un vaccin mal élaboré ou dégénéré, dont on ne doit pas se servir; le vaccin de bonne qualité peut être pris depuis le moment où le bourrelet est bien prononcé, jusqu'à la maturité du bouton : plus tard, il est souvent détérioré, et ne produit tout au plus qu'une Vaccine *avortée*.

Pour recueillir le vaccin, on fait obliquement quelques piqûres au bourrelet d'un ou de plusieurs boutons de Vaccine bien conditionnés, en évitant soigneusement de les faire saigner; on laisse se former en gouttelettes le vaccin qui en suinte, pour s'en servir sur-le-champ ou le garder pour le besoin. Lorsqu'on veut le conserver quelque temps ou l'envoyer à de grandes distances, il faut employer l'un ou l'autre des moyens suivans. On prend deux petits morceaux de cristal ou de verre, plans, carrés, émoussés sur les tranchans, de même forme et de même grandeur, nettoyés et séchés. On présente successivement aux boutons piqués le milieu de leur face interne, en l'appuyant légèrement pour l'enduire de vaccin ; on répète ce procédé deux ou trois fois de suite sur plusieurs boutons, pour en enlever davantage ; puis on applique les deux faces ainsi garnies de vaccin l'une contre l'autre, ayant soin de les bien adapter : on mastique le pourtour du joint avec de la cire molle, pour empêcher l'air d'y pénétrer, et l'on maintient le tout avec des liens suffisans. Cet appareil doit être enveloppé d'un papier sur lequel on inscrit la date du vaccin, pour en connaître au besoin l'ancienneté. Le vaccin sec ne réussit pas aussi souvent que le frais ; l'on a cependant communiqué une bonne Vaccine avec du virus ainsi conservé depuis quatre mois.

Le second moyen se réduit à tailler en cure-dent le bout du tuyau d'une plume sèche de corbeau, de l'imbiber de vaccin, dans son extrémité, à plusieurs reprises consécutives, et de l'enfermer dans un tuyau plus gros, de plume d'oie, comme dans un étui, ayant soin d'éviter qu'elle ne touche pas le fond, et de les fixer au collet, l'une dans l'autre, avec de la cire molle ; il ne faut les ouvrir qu'au moment de s'en servir, pour conserver au vaccin toute son activité (1).

_____

(1) M. le Comte de Tournon, Préfet de la Gironde, a eu occasion d'employer avec succès ce moyen bien simple de conserver le virus vaccin. Dans chacune de ses tournées administratives, il répandait dans les principales communes de son Département plusieurs centaines de plumes ainsi préparées et enduites de vaccin. Il serait à désirer que ce procédé fût mis

SECTION QUATRIÈME.

De la Vaccination.

On s'*inocule* la Vaccine en la contractant par des circonstances fortuites. Insérer le vaccin à dessein de le propager, c'est *vacciner*; et l'on nomme *vaccination* le procédé opératoire pour communiquer la Vaccine.

On peut réussir dans la vaccination par plusieurs méthodes, qui se réduisent, en dernière analyse, à insinuer sous l'épiderme quelques portions du vaccin; il est indifférent qu'on se serve pour cela d'une pointe d'ivoire, d'un cure-dent, d'un canif, d'une aiguille, d'un dard ou d'une lancette. Le Vaccinateur exercé peut choisir indistinctement entre ces moyens, pourvu qu'il fasse parvenir le vaccin au-dessous de l'épiderme.

Pour les personnes moins exercées, la lancette, le dard, et surtout l'aiguille, sont plus commodes; il suffit d'en garnir la pointe avec un peu de vaccin, de la faire pénétrer obliquement sous l'épiderme, sans faire saigner s'il se peut, et d'agiter lentement et doucement dans plusieurs sens la pointe de l'instrument, pour mieux en détacher le vaccin; l'on rapproche ensuite l'épiderme de la peau avec l'instrument même qu'on vient d'en

---

en usage dans le département de la Gironde; il contribuerait puissamment à la propagation de la Vaccine; car, dans nos campagnes, le zèle et la bonne volonté des hommes de l'art l'emporteraient aisément sur les préjugés des laboureurs, si le vaccin bien conservé ne leur manquait pas.

retirer, et dont on achève d'essuyer en quelque manière le vaccin sur l'entrée de la piqûre (1).

Il est superflu de recourir à des compresses ou à des bandes dans le premier temps, à moins que des vêtemens de laine ou de coton ne touchent immédiatement la peau, et ne puissent l'enflammer ; mais il est prudent d'admettre quelques tours lâches d'une bande de toile de chanvre à demi-usée, quand les boutons se développent, à cause de la démangeaison plus ou moins vive qui les accompagne, et qui porte souvent les enfans, soit pendant la veille, soit en dormant, à se gratter, à s'écorcher, à déformer même les boutons, au point de les rendre méconnaissables. Cette précaution est absolument nécessaire, lorsque de plusieurs piqûres l'on n'obtient qu'un seul bouton indispensable pour fixer le vaccinateur sur le succès de l'opération. On pratique ordinairement une piqûre vaccinatoire à chaque extrémité, tant supérieure qu'inférieure, dans le lieu d'élection des cautères, comme place plus convenable.

Quand ce sont des enfans à la mamelle, qui se vident dans leurs langes, ou des enfans sujets à des incontinences d'urine, on se borne à pratiquer deux piqûres à

_____

(1) Quelques personnes s'exagèrent trop la pratique de la vaccination, et cette fausse idée nuit aux progrès de cette méthode salutaire. Il serait bien utile de redire sans cesse aux mères de famille, que l'inoculation de la Vaccine est aussi facile à pratiquer que l'extraction d'une épine de rosier, fichée dans la main de leurs enfans chéris ; encore cette dernière opération, qu'elles exécutent si légèrement, est-elle plus douloureuse et plus longue que la vaccination. Dans le département de l'Isère, une Dame charitable vaccina, il y a peu d'années, avec une aiguille à coudre, plus de deux mille enfans ; dans plusieurs communes de la France, les nourrices vaccinent leurs nourrissons avec un plein succès.

chaque bras. Dans le cas de cicatrice, de cautère, de vésicatoire, ou de tout autre empêchement local, l'on distribue les piqûres sur les autres membres sains.

Il suffit de faire quatre piqûres à chaque individu ; un plus grand nombre deviendrait douloureux : encore ne les porte-t-on à ce nombre, que parce qu'il arrive par fois, que plusieurs s'effacent sans se prononcer, et qu'il faut nécessairement qu'un bouton vaccin réussisse pour préserver de la petite vérole.

Il est prudent de faire tenir les enfans qu'on veut vacciner, ceux sur-tout qui sont violens et mutins : il est de plus convenable que le vaccinateur saisisse d'une main le membre qu'il va piquer, afin d'en affermir la peau, et d'opérer avec plus de sureté et de légéreté. Il est à remarquer que les piqûres sont plus sensibles aux jambes qu'aux bras.

Partout où l'on pratique des piqûres convenables avec de bon vaccin, la vaccine peut se développer ; mais il n'en survient jamais ailleurs qu'aux piqûres, à moins que dans le période du développement de la vaccine, l'on ne se soit gratté au vif avec les ongles garnis d'un peu de vaccin provenant d'un bouton qu'on aura préalablement déchiré. Ceux qui ont avancé le contraire ont soutenu une erreur victbrieusement combattue par les observations les plus exactes.

La vaccination peut se pratiquer depuis les premiers jours de la naissance, jusqu'à l'âge le plus avancé : elle réussit mieux dans le jeune âge que dans la vieillesse ; chez les sujets vigoureux que chez ceux qui sont languissans ; dans les temps secs que dans les temps humides ; et quoique le printemps soit la saison la plus favorable à la vaccination, comme étant la plus salubre, néanmoins les extrêmes du froid et du chaud n'en paraissent pas empêcher le succès. On peut au besoin vacciner dans toutes les saisons.

Le vaccin frais, communiqué de bras à bras, étant plus énergique, il convient de le préférer.

On emploie à son défaut le vaccin conservé, qu'on détrempe avec une très-petite goutte d'eau froide, au moment même de s'en servir.

On rencontre des sujets sur lesquels les premières épreuves ne réussissent pas, mais qui ayant été revaccinés à de courts ou de longs intervalles ont à la troisième ou quatrième fois contracté la vraie Vaccine.

SECTION CINQUIÈME. (1)

Observations aphoristiques.

Ce qui précède pourrait suffire pour diriger dans la pratique de la Vaccine les personnes même les plus étrangères à l'art de guérir. Mais en attendant l'époque, qui ne peut être très-éloignée, où cette pratique devenue populaire ne rencontrera plus de contradicteurs, il importe de lever tous les doutes, et de faire cesser l'irrésolution de ceux qui, se livrant à un système d'opposition par crainte plutôt que par préjugé, retardent les progrès de la Vaccination. En conséquence l'on va tracer

(1) Cette section est remplie de préceptes excellens; on y reconnaît le tact judicieux, les principes solides du praticien distingué qui a tracé ces observations aphoristiques.

dans les paragraphes suivans, aussi succinctement qu'il se pourra, ce qu'il reste de plus essentiel à noter sur cette nouvelle et précieuse pratique.

1.º La Vaccine ne se communiquant que par *insertion*, ne peut jamais devenir une maladie épidémique.

On pourra donc vacciner dans un vaisseau, dans une prison, dans un hospice, dans une garnison, un ou plusieurs individus, sans crainte de contagion pour les autres ; et parmi les enfans d'une même famille, ceux qui sont bien portans, en attendant le rétablissement des autres qui se trouveraient malades.

2.º La Vaccine, qui préserve de la petite vérole, ne garantit pas de la rougeole, des fièvres érysipélateuse, miliaire et scarlatine, ni de la *petite vérole volante*.

Cette dernière a plusieurs fois fait prendre le change aux personnes peu expérimentées, et donné lieu à ces faux bruits de la petite vérole survenue quelque temps après la Vaccine (1).

3.º On ne doit vacciner que des sujets bien portans, parce que les dispositions du corps les plus favorables à l'énergie de la Vaccine se rencontrent dans l'état de santé.

4.º Il est cependant des cas où l'on peut vacciner des sujets valétudinaires.

Ces cas se réduisent à ceux d'une prédominance muqueuse avec débilité et langueur : attendu l'action ex-

_____

(1) C'est par suite d'une erreur semblable, qu'on a vu récemment des officiers de santé dire hautement que la vaccine ne préservait pas de la variole. Avec plus d'attention et de lumières, ils auraient reconnu la varicelle ou petite vérole volante dans l'éruption qu'ils observaient.

citante de la Vaccine, bien propre dans ces circonstances à réveiller les forces du système et la puissance
des organes. L'on pourrait citer en preuve plusieurs
cures notables qui en ont été les résultats.

5.º On doit s'abstenir de vacciner ceux qui sont me-
nacés ou atteints de maladies aiguës, comme ceux qui
sont affectés de maladies chroniques compliquées,
d'altérations graves dans les viscères, pour ne pas donner
occasion, par cette nouvelle cause d'excitation, d'aggraver l'état de ces malades, déjà trop accablés sous
le poids de leurs maux.

6.º La Vaccine pouvant se compliquer avec les maladies graves régnantes, il est prudent de ne pas choisir
ces momens d'épidémie pour vacciner.

En agissant autrement, l'on compromettrait la confiance due à la Vaccine ; car si quelque individu, dans
le nombre de ceux qu'on vaccinerait, venait à être con-
jointement atteint de quelqu'une des maladies aiguës
régnantes, souvent meurtrières, telles, par exemple,
que les fièvres rémittentes pernicieuses, la périp-
neumonie, l'angine gangreneuse, la dyssenterie pu-
tride, etc. etc., et qu'il succombât, les détracteurs de
la Vaccine ne manqueraient pas aussitôt de lui attri-
buer la mort du sujet, d'en répandre avec affectation
le bruit, et de détourner de cette salutaire pratique
les personnes ignorantes ou crédules.

7.º La petite vérole, régnant même épidémique-
ment, ne peut être un obstacle à la Vaccination.

La Vaccine, qui ne peut rien contre les épidémies,
peut beaucoup dans celle de la petite vérole, puis-
qu'elle en est le préservatif assuré. On se hâtera donc

de vacciner, par cela même que le danger devient plus menaçant, et qu'il est plus urgent d'en arrêter les ravages.

Quel homme sensé serait assez inhumain pour envisager avec indifférence les progrès d'une épidémie de petite vérole, pour en compter sans effroi les victimes, et pour ne pas s'empresser de garantir de ce fléau destructeur ses enfans, ses amis et ses concitoyens.

N'est-il pas reconnu depuis long-temps que la petite vérole se contracte comme plusieurs autres contagions; et qu'avancer que son germe naît avec nous, c'est soutenir une absurdité ?

En communiquant donc la vraie Vaccine, dans ces circonstances impérieuses, aux divers sujets qui en seraient susceptibles, ne préserverait-on pas infailliblement de la pétite vérole ceux qui n'auraient pas été pénétrés de ses miasmes contagieux ? Et ceux qui en seraient atteints présenteraient le phénomène, déjà plusieurs fois observé, de la Vaccine marchant de front avec la petite vérole, sans l'aggraver ; et en supposant même qu'entre plusieurs individus un seul vînt à succomber, dans ce cas compliqué de Vaccine et de petite vérole, l'homme impartial et judicieux qui comparera l'innocuité de l'une avec les effets souvent meurtriers de l'autre, ne pourra s'empêcher de reconnaître qu'il a péri de la petite vérole et non de la Vaccine.

8.° Lorsqu'une maladie vient compliquer la Vaccine, le traitement doit être relatif à cette maladie.

Dans son cours ordinaire, la Vaccine ne présente pas de symptômes assez majeurs pour exiger de traitement. Il n'en est pas de même des maladies qui peuvent survenir, et la compliquer, sur-tout si elles sont d'une nature grave et dangereuse, comme, par exemple, les affections vermineuses, les convulsions, la pleurésie, la dyssenterie, la scarlatine, la petite vérole maligne, et les fièvres pernicieuses. Dans tous ces différens cas, la seule raison suffit pour convaincre que les secours doivent être non-seulement prompts et efficaces, mais encore appropriés aux indications de chacune de ces diverses maladies.

9.° Parmi les symptômes dépendans de la Vaccine, s'il s'en rencontrait un qui exigeât des soins particuliers, le mode de curation serait relatif à celui du symptôme.

C'est dans le cours de la Vaccine irrégulière, qu'on observe par fois des symptômes saillans, susceptibles de quelques soins. Il en a déjà été fait une mention légère dans la première section (1). On peut ajouter ici les vomissemens opiniâtres, résultans du seul spasme de l'estomac, qu'on facilite dans le commencement par une boisson modérée d'eau dégourdie, et qu'il faut ensuite arrêter par l'usage gradué des préparations opiacées et anti-spasmodiques. En les abandonnant trop long-temps à eux-mêmes, ou en les confondant mal à propos avec le vomissement saburral, si l'on tentait de les combattre par des vomitifs, il pourrait en résulter des accidens fâcheux qu'il est facile de prévenir avec de la prudence.

Il en serait de même pour la diarrhée par simple irritation, si elle devenait excessive.

_____

(1) Voyez la colonne de la Vaccine irrégulière, deuxième et quatrième époques.

10.° Les sujets sains n'ont besoin d'aucune préparation pour être vaccinés.

Cette proposition, généralement vraie pour les individus bien portans, admet néanmoins quelques exceptions ; car, chez les enfans, la présence des vers ou de la saburre dans les premières voies nécessite l'emploi des vermifuges, des purgatifs ou des vomitifs; comme chez les adultes, la saignée contre la pléthore; les boissons rafraîchissantes et les laxatifs pour les bilieux, et les bains tempérés pour les constitutions excessivement sèches et irritables.

Quant aux valétudinaires, il n'appartient qu'aux personnes de l'art de décider s'il convient de les vacciner, et d'indiquer les préparations préalables.

Il faut s'abstenir de la vaccination pendant le temps des flux critiques sexuel et hémorrhoïdal.

11.° La dentition établie, l'on ne doit vacciner que d'après les circonstances.

Lorsque la dentition a lieu chez un sujet sain, et qu'elle s'opère d'une manière bénigne, l'on peut vacciner sans inconvénient; cette assertion est confirmée par un grand nombre d'exemples.

Dans le cas contraire, il serait imprudent, quelquefois même dangereux, de pratiquer la vaccination.

12.° Le régime à tenir avant, pendant et après la vaccination, doit être le même que celui qu'on ferait observer à l'individu, s'il n'était pas vacciné.

En effet, pourquoi changerait-on le régime de l'individu, puisque la Vaccine n'est qu'une incommodité? et dans la supposition qu'une maladie étrangère vînt à se compliquer avec la vaccine, ou à lui succéder,

ne serait-ce pas cette maladie qui devrait motiver et
fournir les indications à suivre pour les modifications
du régime?

13.º Il survient quelquefois des éruptions anomales
pendant et après le cours de la Vaccine.

Ce sont ces éruptions qui ont donné lieu à certaines
déclamations contre la pratique de la vaccination ;
mais pour peu que l'on veuille considérer la différence
de caractère de ces éruptions, et réfléchir qu'elles sont
habituelles chez plusieurs sujets, qu'elles s'opèrent dans
telle ou telle saison, et qu'elles ont lieu en même temps
chez beaucoup d'autres individus qui ne sont pas vaccinés, l'on sera forcé de convenir que ces éruptions ne
résultent pas de la Vaccine. En admettant même que
la Vaccine occasionât cet effort critique de la nature,
favorable à la sortie des humeurs nuisibles, sous forme
d'éruptions diverses, serait-on fondé à lui reprocher
en cela le bien même qu'elle opère?

14.º Après la fausse vaccine, ou dans le doute de
la vraie Vaccine, il convient de revacciner.

La vraie Vaccine pouvant seule garantir de la petite
vérole, négliger de recourir de nouveau à la vaccination, après une fausse vaccine qu'on sait bien n'en
pas préserver, serait se livrer à une sécurité condam-
nable. En supposant le cas douteux, une seconde,
une troisième, une quatrième vaccination peuvent être
pratiquées sans inconvénient. Plusieurs faits de ce
genre prouvent qu'on n'aurait pas réussi sans cette dé-
termination constante. On peut, selon les circonstances,
mettre des intervalles plus ou moins longs, et choisir

les saisons , ou les dispositions du corps les plus favorables au succès de la vaccination.

15.º Le Vaccin peut indistinctement être pris sur
tous les sujets.

Le Vaccin , fourni par des sujets galeux, dartreux,
écrouelleux, ou atteints en même temps de la petite
vérole, sans communiquer d'autre affection que la
Vaccine , prouve évidemment le faux de toutes les
assertions contraires dictées par l'ignorance ou la mau-
vaise foi. L'on fera cependant bien, hors les cas de nécessité, de le choisir parmi les sujets de la plus belle
apparence, pour complaire aux individus qu'on doit
vacciner, ou à leurs parens.

16.º Dans l'incertitude où l'on serait si l'individu
a eu la petite vérole, il convient de le vacciner.

S'il a eu la petite vérole, la vaccination ne réussira
pas, ou ne produira qu'une fausse vaccine, ou se ré-
duira à un travail local : cas rare , désigné sous le nom
de vaccine locale : résultats qui ne peuvent en aucune
manière nuire à l'individu.

Il est au reste démontré aujourd'hui, que de même
que la Vaccine préserve de la petite vérole, à son
tour la petite vérole empêche les effets de la vaccination tentée postérieurement.

On rappellera de nouveau, qu'il est absolument faux
que des petites véroles aient réellement succédé à la
vraie vaccine. Les apparences trompeuses de ce genre
sont dues à de fausses Vaccines, comme le prouve
l'observation plus exacte des faits.

Puisse cet écrit , mis à la portée de tout le monde,
et basé sur les faits les plus multipliés et les moins

équivoques, instruire et convaincre les lecteurs des avantages de la Vaccine! Puissent les hommes de l'art, les ministres des cultes, les pères et les mères, et tous ceux qui jouissent d'une considération bien méritée, réunir leurs généreux efforts pour anéantir à jamais, parmi leurs concitoyens, les miasmes contagieux de la petite vérole, en généralisant la précieuse méthode de la Vaccination !

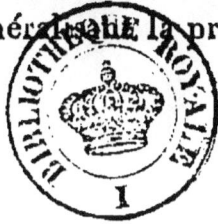

FIN.

www.ingramcontent.com/pod-product-compliance
Lightning Source LLC
Chambersburg PA
CBHW060508210326
41520CB00015B/4144